La prophylaxie de l'endocardite infectieuse au bloc opératoire

Véronique Pottier

La prophylaxie de l'endocardite infectieuse au bloc opératoire

Evaluation des pratiques médicales

Presses Académiques Francophones

Impressum / Mentions légales

Bibliografische Information der Deutschen Nationalbibliothek: Die Deutsche Nationalbibliothek verzeichnet diese Publikation in der Deutschen Nationalbibliografie; detaillierte bibliografische Daten sind im Internet über http://dnb.d-nb.de abrufbar.
Alle in diesem Buch genannten Marken und Produktnamen unterliegen warenzeichen-, marken- oder patentrechtlichem Schutz bzw. sind Warenzeichen oder eingetragene Warenzeichen der jeweiligen Inhaber. Die Wiedergabe von Marken, Produktnamen, Gebrauchsnamen, Handelsnamen, Warenbezeichnungen u.s.w. in diesem Werk berechtigt auch ohne besondere Kennzeichnung nicht zu der Annahme, dass solche Namen im Sinne der Warenzeichen- und Markenschutzgesetzgebung als frei zu betrachten wären und daher von jedermann benutzt werden dürften.

Information bibliographique publiée par la Deutsche Nationalbibliothek: La Deutsche Nationalbibliothek inscrit cette publication à la Deutsche Nationalbibliografie; des données bibliographiques détaillées sont disponibles sur internet à l'adresse http://dnb.d-nb.de.
Toutes marques et noms de produits mentionnés dans ce livre demeurent sous la protection des marques, des marques déposées et des brevets, et sont des marques ou des marques déposées de leurs détenteurs respectifs. L'utilisation des marques, noms de produits, noms communs, noms commerciaux, descriptions de produits, etc, même sans qu'ils soient mentionnés de façon particulière dans ce livre ne signifie en aucune façon que ces noms peuvent être utilisés sans restriction à l'égard de la législation pour la protection des marques et des marques déposées et pourraient donc être utilisés par quiconque.

Coverbild / Photo de couverture: www.ingimage.com

Verlag / Editeur:
Presses Académiques Francophones
ist ein Imprint der / est une marque déposée de
AV Akademikerverlag GmbH & Co. KG
Heinrich-Böcking-Str. 6-8, 66121 Saarbrücken, Deutschland / Allemagne
Email: info@presses-academiques.com

Herstellung: siehe letzte Seite /
Impression: voir la dernière page
ISBN: 978-3-8381-7829-5

EVALUATION DES PRATIQUES MEDICALES CONCERNANT LA PROPHYLAXIE DE L'ENDOCARDITE INFECTIEUSE AU BLOC OPERATOIRE

LISTE DES ABREVIATIONS

EI	Endocardite Infectieuse
EPP	Evaluation des Pratiques Professionnelles
HAS	Haute Autorité de Santé
CHU	Centre Hospitalier Universitaire
CFAR	Collège Français des Anesthésistes Réanimateurs
CME	Commission Médicale d'Etablissement
FMC	Formation Médicale Continue
CMI	Concentration Minimale Inhibitrice
SFAR	Société Française Anesthésie Ranimation
SPILF	Société de Pathologie Infectieuse de Langue française
ETNB	Endocardite Thrombotique non bactérienne
UFC	Unités-Formant-Colonie
ISO	Infection Site Opératoire
IOT	Intubation Oro-Trachéale
AHA	American Heart Association
IM	Insuffisance Mitrale
PVM	Prolapsus Valvulaire mitral
FA	Fibrillation Auriculaire
FFC	Fédération Française de Cardiologie

TABLE DES MATIERES

1. INTRODUCTION

Depuis la description initiale de l'endocardite maligne « lente » par Sir William Osler en 1885, de nombreuses évolutions ont marqué cette maladie actuellement désignée sous le nom d'endocardite infectieuse (EI). Certains aspects ont cependant peu changé. Elle reste une pathologie de mauvais pronostic dont l'incidence dans la population générale varie selon les études, de 1,7 à 11,6 pour 100.000 personnes/année, et la mortalité de 15 à 45% [1]. Les endocardites nosocomiales représentent 5 à 29% de l'ensemble des EI, avec une mortalité variant entre 40 et 56% [2].

Plus de la moitié des endocardites survient sur une cardiopathie pré-existante dont trois catégories sont distinguées:

Tableau 1 : Différents types de cardiopathies [1].

	A faible risque	A risque intermédiaire	A haut risque d'EI
Cardiopathies	- Communication inter-auriculaire, - Cardiopathies ischémiques, - Prolapsus valvulaire mitral sans régurgitation et sans épaississement valvulaire, - Pace-maker et défibrillateurs, - Calcifications de l'anneau mitral.	- Lésions valvulaires acquises, - Prolapsus valvulaire mitral compliqué, - Cardiomyopathie obstructive.	- Prothèses valvulaires, - Cardiopathies congénitales, - Antécédents d'EI.

En fonction du risque plus ou moins élevé de greffe bactérienne selon le type de cardiopathie, une antibioprophylaxie doit être instituée avant un geste invasif chirurgical ou non, afin de prévenir l'apparition d'une bactériémie consécutive à ce type de procédure. Ceci constitue la base de la prévention de cette pathologie qui fait l'objet de nombreuses recommandations ainsi que de controversions [1]. Ces recommandations ont fait l'objet d'une conférence de consensus de la Société de Pathologie Infectieuse de Langue Française en 1992 et furent révisées en 2002.

Malgré tout, l'incidence de l'EI n'a pas significativement diminué au cours des dernières décennies. L'une des explications à ce phénomène peut être la faible observance des médecins vis à vis de ces recommandations [3]. Les lois du 9 août 2004, relative à la modernisation du système de santé, du 13 août 2004, relative à la réforme de l'assurance maladie et le décret d'application du 14 avril 2005, relatif à l'évaluation des pratiques professionnelles, tendent à harmoniser les pratiques médicales, par la formation médicale continue et l'évaluation des pratiques professionnelles (EPP). Ces dernières, mises en place par la Haute Autorité de Santé (HAS), consistent en une évaluation régulière des connaissances et des pratiques de l'ensemble des praticiens, du secteur public ou privé. Un des quatre thèmes d'EPP retenus par l'organisme accrédité pour l'Anesthésie-Réanimation (le Collège Français de Anesthésistes – Réanimateurs) est l'antibioprophylaxie de l'adulte en milieu chirurgical, y compris la prévention de l'endocardite infectieuse.

BUT DE L'ETUDE :
Ainsi, le but de l'étude est d'analyser la compliance locale des praticiens du CHU de Caen concernant la prophylaxie de l'EI.

La première partie de l'étude, rétrospective, concerne les patients ayant subi une intervention chirurgicale de n'importe quel type, au mois de janvier 2006. Parmi ces opérés, certains ont été identifiés comme porteurs de cardiopathie à risque lors de la consultation d'anesthésie et ont été répertoriés. L'antibioprophylaxie prescrite et effectivement administrée en péri-opératoire est relevée, ainsi que sa conformité vis-à-vis des recommandations, en fonction de la cardiopathie et du type de chirurgie.

Dans une seconde partie, le devenir des personnes identifiées à risque d'EI, l'éventuelle corrélation avec le geste invasif et la conformité de l'antibioprophylaxie effectuée en péri-opératoire sont analysés.

2. GENERALITES SUR L'EVALUATION DES PRATIQUES PROFESSIONNELLES

Le Collège Français des Anesthésistes Réanimateurs (CFAR) est devenu l'un des premiers organismes agréés pour l'Evaluation des Pratiques Professionnelles (EPP) par décision du Collège de la Haute Autorité de santé en date du 18 janvier 2006 [4].

L'EPP est obligatoire pour tout médecin qui doit valider cette démarche dans un délai de 5 ans à partir du 01/07/2005. Les objectifs de cette démarche formative sont d'améliorer de manière continue la qualité des soins et le service rendu au patient. Elle vise à promouvoir la qualité, la sécurité, l'efficience des soins et de la prévention, et plus généralement la santé publique, dans le respect des règles de déontologie. Au terme de ce délai chaque médecin devra avoir réalisé au minimum un programme d'EPP continu (nouvelle décision de l'HAS de janvier 2006) [4].

L'EPP est organisée par les CME et/ou les médecins libéraux avec le concours d'organismes agréés par l'HAS et /ou de médecins habilités [4].
Le CFAR propose des méthodes simples à mettre en œuvre pour les médecins Anesthésistes Réanimateurs. Il valide leurs actions et programmes d'EPP à leur demande. Cette validation concerne toutes les modalités d'EPP entreprises sur le plan individuel ou collectif, mais aussi au travers de la Formation Médicale Continue (FMC), de l'accréditation des médecins et de la certification des établissements [4].

« *L'évaluation des pratiques professionnelles (EPP) consiste en l'analyse de la pratique professionnelle en référence à des recommandations et selon une méthode élaborée ou validée par l'HAS et inclut la mise en œuvre et le suivi d'actions d'amélioration des pratiques* » (décret du 14 avril 2005 relatif à l'EPP) [5].

Il s'agit donc d'analyser la pratique médicale en utilisant des références scientifiques validées grâce à une méthode structurée et explicite d'amélioration continue de la qualité [4].

3. BASES THEORIQUES DE LA PREVENTION DE L'ENDOCARDITE INFECTIEUSE

3.1. Les indications

Cela concerne les cardiopathies à haut risque d'endocardite infectieuse et à risque modéré, à savoir pour la première catégorie : les antécédents d'endocardite infectieuse, les prothèses valvulaires et certaines cardiopathies congénitales comme la tétralogie de Fallot, les communications inter-ventriculaires et les sténoses aortiques congénitales.

La seconde catégorie regroupe les valvulopathies acquises (Insuffisances mitrale et aortique, rétrécissement aortique), les bicuspidies aortiques, le prolapsus valvulaire mitrale avec épaississement valvulaire et fuite mitrale significative, et les cardiomyopathies obstructives [1]. A savoir que les cardiopathies à faible risque ne font pas partie de ces indications.

Le type de chirurgie ou de geste invasif sont également pris en compte pour le choix du protocole ; en effet les antibiotiques choisis n'ont pas la même cible bactérienne en cas d'intervention sur le tube digestif ou de chirurgie cardio-vasculaire [6,7].

Tableau 2 : Indications de l'antibioprophylaxie de l'EI en fonction du groupe de cardiopathie à risque [6].

	Antibioprophylaxie	
	Groupe A Cardiopathie à haut risque d'EI	Groupe B Cardiopathie à risque moins élevé d'EI
Gestes bucco-dentaires à risque	Recommandée	Optionnelle
Gestes bucco-dentaires non à risque	Non recommandée	Non recommandée
Gestes à risque très élevé	Recommandée	Recommandée
Gestes à risque élevé	Recommandée	Optionnelle
Gestes à risque moindre	Optionnelle	Non recommandée
Gestes à risque négligeable	Non recommandée	Non recommandée

3.2. Spectre de l'antibiotique

L'antibiotique choisi doit s'adresser à une cible bactérienne clairement définie, à savoir les micro-organismes les plus souvent impliqués dans l'endocardite infectieuse et susceptibles de provoquer une bactériémie à partir de l'organe concerné par le geste invasif [6,7]. Il doit agir sur les *Streptococcus* (germe le plus fréquemment en cause), notamment les non groupables (*mitis, sanguis, oralis*) en cas d'intervention sur les voies aériennes supérieures, sur l'*Entérococcus faecalis* et le *Streptococcus bovis* en cas d'intervention sur le tube digestif sans oublier les bactéries anaérobies, et sur le *Staphylococcus* en cas de gestes d'orthopédie, de neurochirurgie ou de chirurgie cardio-vasculaire [6-8]. Les streptocoques digestifs ou urinaires ayant une moindre sensibilité aux antibiotiques, l'utilisation d'une association synergique comprenant un aminoside est nécessaire [6,7]. Les antibiotiques ne doivent en aucun cas chercher à éradiquer l'ensemble des bactéries éventuellement rencontrées au niveau du site concerné. Le spectre de la molécule choisie doit toujours être le plus étroit possible, englobant la cible bactérienne définie, sans être élargi. Cela n'apporte aucun bénéfice supplémentaire au patient, mais peut surtout modifier l'écologie bactérienne du patient, d'un service ou d'un établissement de santé par augmentation de la pression de sélection [9].

3.3. Délai d'injection

L'antibiotique doit être administré dans l'heure qui précède le geste afin d'obtenir des concentrations sanguines efficaces de la molécule au moment d'une éventuelle bactériémie en cours de procédure [6-8].

3.4. Dose

La dose à injecter est le double de la dose habituelle lors de la première injection [6,7], le but étant d'obtenir des taux sériques supérieurs aux concentrations minimales inhibitrices (CMI) des bactéries visées au moment de la procédure. Pendant l'intervention, les taux sériques sont maintenus au-dessus des CMI grâce aux injections répétées. Celles-ci se font à demi-dose, toutes les deux demi-vies de la molécule choisie. Les horaires varient donc avec le choix de celle-ci [10].

Tableau 3 : Demi-vie des antibiotiques utilisés en antibioprophylaxie.

Antibiotiques	Demi-vie (h)
A β-lactamine	
A.1 Pénicilline du groupe A	
Amoxicilline	3
Amoxicilline +	1
Acide clavulanique	
A.2 Céphalosporine (1 ou 2)	
Céfazoline (1)	1.5 à 2
Céfamandole (1)	1
Céfuroxime (2)	1 à 1.5
Céfoxitine (2)	1
Céfotétan (2)	3 à 4.5
B Autres classes (nom)	
Clindamycine (lincosamine)	2 à 2.5
Vancomycine (glycopeptide)	6 à 8
Gentamycine (aminoside)	2

3.5. Durée

Elle doit être la plus courte possible, limitée au geste effectué [11-15]. La prolongation de l'antibioprophylaxie ne permet pas de réduire les taux d'infection de valves, mais modifie la flore bactérienne et favorise l'émergence de bactéries multi-résistantes.

3.6. Coût

L'antibioprophylaxie représente un tiers des prescriptions d'antibiotiques, eux-mêmes arrivant en tête des prescriptions dans les hôpitaux français [16]. Le non-respect des règles d'antibioprophylaxie entraîne un surcoût notable, direct et indirect. En effet, si la molécule choisie ne possède pas un spectre assez large n'englobant pas les germes les plus fréquemment en cause dans l'endocardite, une augmentation du nombre d'infection est attendue. Au contraire, si le spectre est trop large, le prix des molécules choisies étant plus élevé que celui des molécules recommandées, et la pression de sélection qu'elles créent plus importante, il y a également une majoration des infections et des coûts. En effet, l'apparition d'une endocardite infectieuse entraîne un allongement important de la durée d'hospitalisation avec un recours fréquent à la chirurgie, environ une fois sur deux, sans évoquer à ce stade le préjudice pour le patient et pour la collectivité [6, 7, 17-20].

L'antibioprophylaxie doit rester une prescription bénéfique pour l'individu concerné et la société, donc demeurer conforme aux recommandations établies.

4. MATERIEL ET METHODES

4.1. Patients

Sept cent cinquante neuf patients opérés en janvier 2006 au CHU de CAEN ont été inclus. La répartition entre les différents secteurs opératoires est la suivante : 148 en chirurgie digestive, 56 en urologie, 20 en chirurgie cardiaque, 61 en chirurgie vasculaire, 34 en chirurgie thoracique, 121 en neurochirurgie, 151 en orthopédie, 94 en ORL et 74 en chirurgie maxillo-faciale. Les patients présentant une endocardite nécessitant un traitement chirurgical et les patients proposés à une chirurgie valvulaire sont exclus. Ces données proviennent des relevés d'activité effectivement réalisée qui sont fournis par les cadres de santé des différents blocs opératoires.

Pour chaque nom figurant sur le tableau correspondait un numéro de dossier identifiable dans le système informatique de l'hôpital, SYSDOS™. Ces dossiers sont par la suite recherchés et consultés sur place dans les archives des différents étages concernés.

Le dossier d'anesthésie est le support de travail en raison d'une part, de la liste exhaustive des antécédents relevés à la consultation permettant le dépistage des cardiopathies à risque, et d'autres part, du protocole d'antibioprophylaxie choisi en péri-opératoire. Ont pu être consultés 134 dossiers en chirurgie viscérale, 34 en urologie, 20 en chirurgie cardiaque, 43 en chirurgie vasculaire, 25 en chirurgie thoracique, 101 en neurochirurgie, 124 en orthopédie, 58 en ORL, 59 en chirurgie maxillo-faciale, soit un total de 598 dossiers. Les autres cahiers n'étant pas disponibles, égarés ou bien le geste chirurgical s'est fait sous anesthésie locale d'où l'absence de dossier et donc de renseignement suffisant.

Parmi tous ces dossiers, ont été retenus 19 dossiers en chirurgie viscérale, 2 en urologie, 3 en chirurgie cardiaque, 5 en chirurgie vasculaire, aucun en chirurgie thoracique, 5 en neurochirurgie, 12 en orthopédie, 2 en ORL et 5 en chirurgie maxillo-faciale, soit un total de 53 patients dépistés ayant une cardiopathie à risque. Cette description fût la première partie du travail.

La seconde partie consiste à contacter ces patients à risque plus d'un an après le geste invasif réalisé, afin de savoir si ils ont développé une endocardite infectieuse dans les suites immédiates ou tardives. Cette opération s'est déroulée au mois de juin 2007 soit environ 17 mois après les interventions chirurgicales relevées. L'enquête téléphonique consiste donc à savoir si pendant ce laps de temps les patients ont été parfaitement indemnes de tout épisode infectieux pouvant correspondre à une endocardite. Si tel était le cas, il était demandé à la personne si elle avait subi entre-temps des soins dentaires ou autres gestes à risque et leurs dossiers récupérés.

4.2. Critères décisionnels de l'antibioprophylaxie

Cinq critères étaient retenus dans la première partie du travail :

> Indication à une prévention de l'endocardite infectieuse
> Choix de la (des) molécule(s) en fonction de l'acte chirurgical
> Dose et horaire de la première injection
> Heure et dose des injections supplémentaires éventuelles
> Durée de l'antibioprophylaxie

L'antibioprophylaxie est considérée comme correcte si sont validés : le choix de la molécule adéquate, double dose et délais inférieurs à une heure avant le geste

17

lors de la première injection, simple dose et réinjections toutes les deux demi-vies de l'antibiotique jusqu'à la fin de la procédure.

Le référentiel est la cinquième conférence de consensus de la Société de Pathologie Infectieuse de Langue Française de 1992, réactualisée en 1999 par la SFAR puis en 2002 par la SPILF elle-même.

4.3. Statistiques

Les résultats sont exprimés sous forme de pourcentage pour les deux parties du travail.

4.4. Recueil des données

Etude des dossiers de manière rétrospective, des opérés du mois de janvier 2006 pour la première partie, et enquête téléphonique quand cela était possible, réalisée de manière prospective au mois de juin 2007, dans la seconde partie. Les dossiers des patients dans l'impossibilité de répondre étant consultés de manière rétrospective.

5. RESULTATS

L'âge moyen de la population répertoriée ayant une cardiopathie à risque est de 63,5 ans.

Le sex ratio de la cohorte est de 32 hommes pour 21 femmes soit 60% d'hommes.

La répartition des patients en fonction de leur cardiopathie et du type de chirurgie figure dans le tableau suivant :

Tableau 4 : Répartition des différentes cardiopathies sur les blocs opératoires.

Cardiopathie	à haut risque (9)			à risque intermédiaire (41)					à faible risque (3)		
	Antécédent d'EI (2)	Prothèse valvulaire (6)	CIV (1)	Rétrécissement Ao (21,5)		IM (14,5)	IAo (4)	CMO (1)	PCA opéré (1)	FOP (1)	CIA opéré (1)
				Bicuspidie	RAC						
Chirurgie viscérale (19)		3	1		9	3	2	1			
Urologie (2)	1					1					
Chirurgie Cardio-Vasculaire (8)	1					5	1	1			
Neuro-chirurgie (5)		2				1,5	0,5				1
Orthopédie (12)		1				4	5	1		1	
ORL (2)				1		1					
CMF (5)						1	3		1		

CMF : Chirurgie Maxillo-Faciale ; CIV : Communication Inter-Ventriculaire ; RAC : Rétrécissement Aortique Calcifié ; IM : Insuffisance Mitrale ; IAo : Insuffisance Aortique ; CMO : Cardiomyopathie Obstructive ; PCA : Persistance Canal Artériel ; FOP : Foramen Ovale Perméable ; CIA : Communication Inter-auriculaire ;

Toute chirurgie confondue, 9 patients sont porteurs d'une cardiopathie à haut risque (17%) : 2 patients aux antécédents d'EI (4%), 6 aux antécédents de prothèse valvulaire (11%), et un porteur d'une CIV (2%) ; 41 individus présentent une cardiopathie à risque intermédiaire (77%) dont 22 sont porteurs d'un rétrécissement aortique (41.5%), 14 d'insuffisance mitrale (26%), 4 d'insuffisance aortique (7.5%) et un patient atteint de cardiomyopathie obstructive (2%). Restent 3 patients porteurs de cardiopathie à faible risque (6%), soit une communication inter-auriculaire opérée, une persistance de canal artériel opérée et un *foramen ovale* perméable.

Figure 1 : Répartition des différentes cardiopathies.

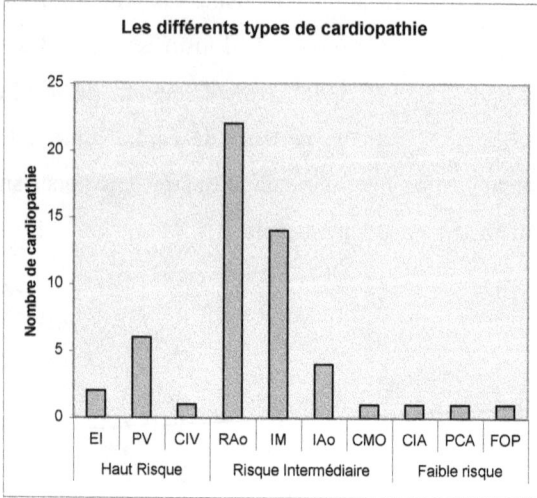

Parmi les 53 patients colligés, 50 ont une cardiopathie à haut et moyen risque d'endocardite infectieuse justifiant une prophylaxie en fonction du geste qu'ils doivent subir, et selon le référentiel choisi. L'antibioprophylaxie doit prévenir à la fois de l'endocardite infectieuse (EI) mais aussi de l'infection du site opératoire. Quarante patients bénéficient de cette prévention soit un taux de conformité de 80%.

En ce qui concerne le choix des molécules, seulement 23 patients sur les 50 ont bénéficié d'une antibioprophylaxie conforme aux recommandations, soit un taux de conformité de 46%. La plupart du temps la prévention de l'infection du site opératoire est respectée mais pas celle de l'endocardite infectieuse.

Figure 2 : Indications de l'antibioprophylaxie et choix conforme de la molécule.

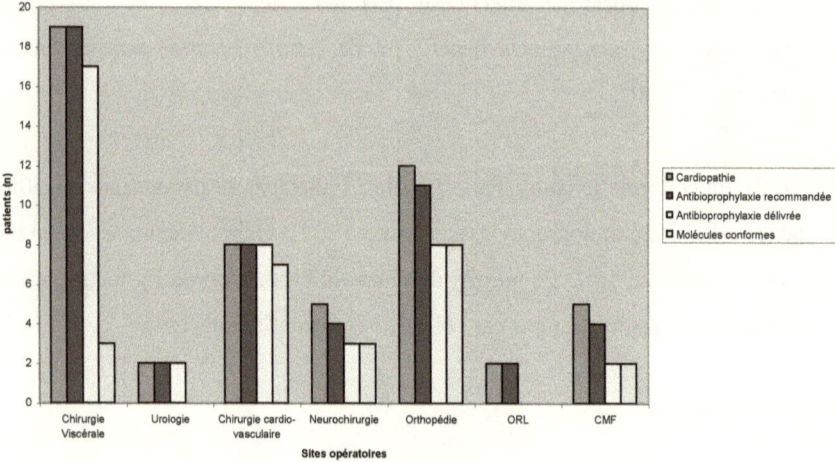

Figure 3.

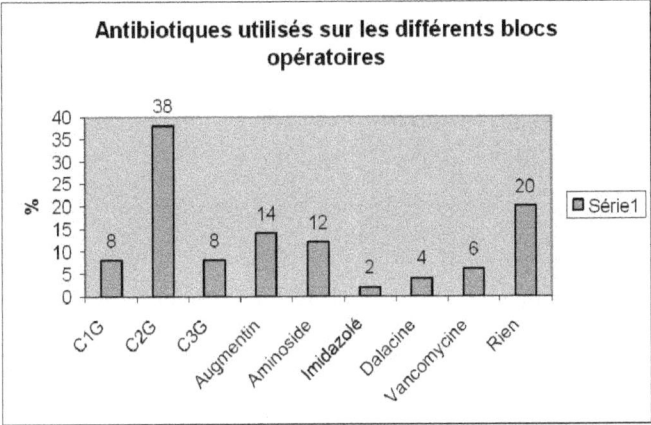

Antibiotiques utilisés sur les différents blocs opératoires

La dose et l'horaire de première injection est par contre constamment correctes, c'est-à-dire dans l'heure qui précède le geste, mais il faut souligner qu'à part un patient qui a eu sa prophylaxie une heure avant l'intervention, les autres l'avaient eu à l'induction de l'anesthésie donc juste avant le geste, et il est préférable qu'elle le soit un peu plus tôt. La double dose est correcte dans 20 cas, et la simple dose dans 3 cas (glycopeptides).

Parmi les 23 patients ayant bénéficié d'une prophylaxie conforme pour l'endocardite, 15 subissent une intervention suffisamment longue (3 à 6h) pour nécessité des injections répétées, dont 11 avec le nombre exact de réinjections selon la demi-vie de l'antibiotique choisi, et la simple dose. Le taux de conformité diminuait à 38% (19 cas sur 50).

Figure 4 : Posologie et horaire d'injection/réinjection.

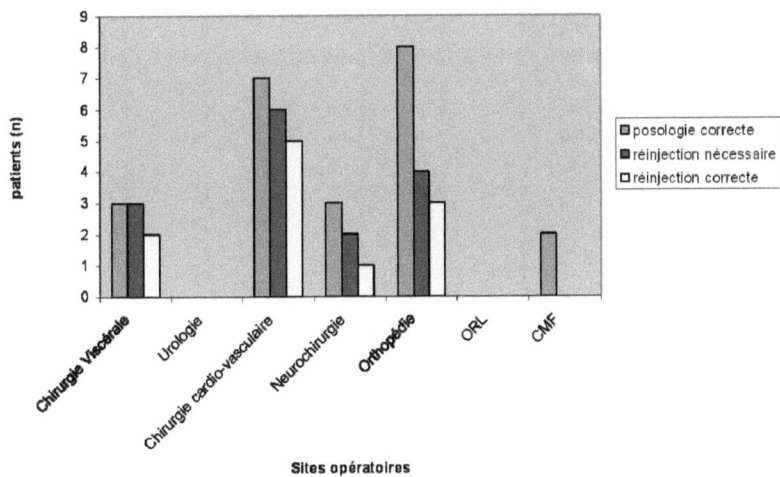

La durée de la prescription était limitée au geste invasif dans 15 cas sur les 19 ayant les 4 premiers critères de conformité, soit un taux de 79% de conformité. Elle allait donc au-delà dans quatre autre cas, dont trois cas pour une durée inférieure à 24h (16%) et un cas pour une durée comprise entre 24 et 48h (5%). Le taux de conformité définitif validant les cinq critères est donc de 30% (15 cas sur 50).

Figure 5 : Durée de la prescription en post-opératoire.

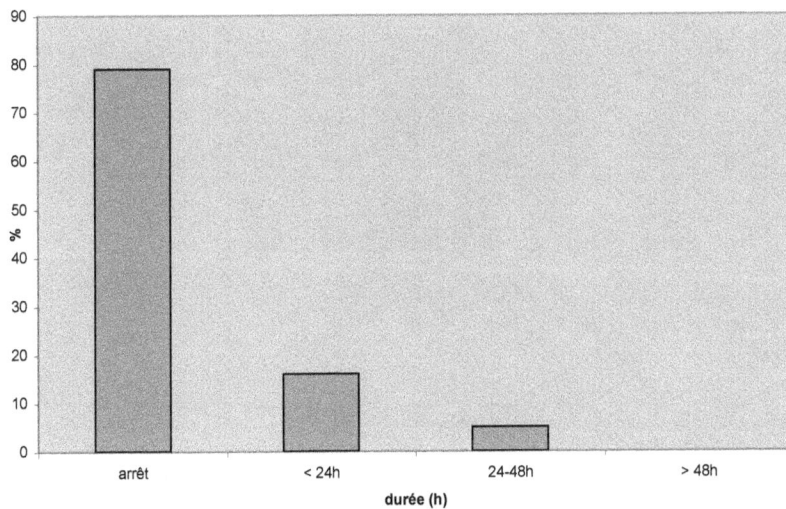

Figure 6 : Résultats globaux par bloc opératoire.

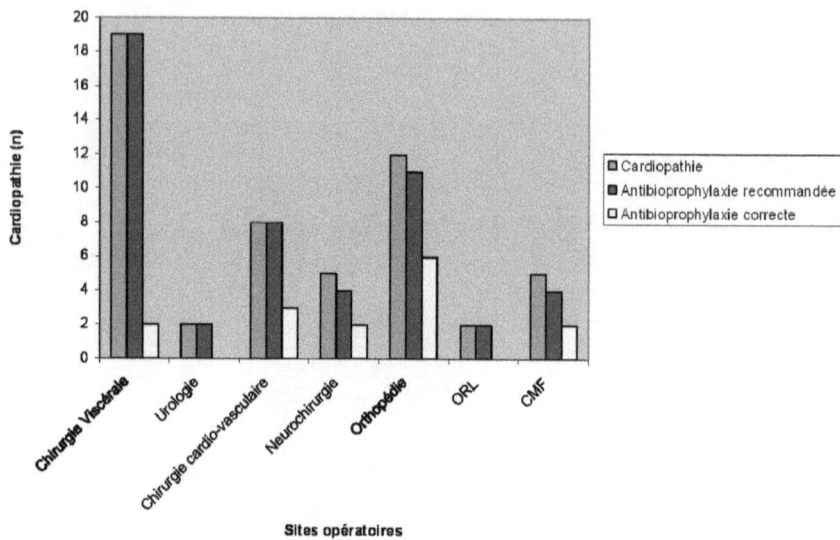

Au terme de 17 mois, les 50 patients dépistés à risque et ayant dû bénéficier d'une prophylaxie avant la procédure chirurgicale qu'ils avaient subit, ont fait l'objet d'une recherche quant à leur devenir. Seulement 37 patients ont pu être contactés de nouveau, soit 74%. Huit n'ont pu être retrouvés et sont perdus de vue, soit 16% et cinq patients sont décédés avant d'être recontacté, soit 10%.

Figure 7 :

devenir des cardiopathes à risque

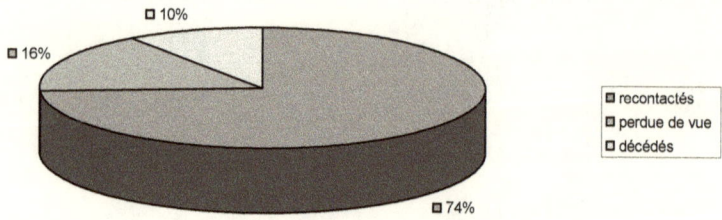

- recontactés
- perdue de vue
- décédés

10%

16%

74%

Parmi les 37 patients contactés de nouveau le 7/07/2007, un seul a développé une endocardite infectieuse à *Staphylocoque aureus* (2,7%) et ce, huit mois après la chirurgie mais surtout trois semaines après la pose d'un défibrillateur implantable. Ce dernier a été motivé par l'apparition d'une syncope sur sa cardiomyopathie dilatée. Il s'agit donc d'une endocardite nosocomiale qui a été traitée médicalement mais l'infection n'était pas contrôlée à ce jour (neuf mois après), car le patient a développé une spondylodiscite algique et invalidante. Ce patient avait bénéficié d'une antibioprophylaxie conforme aux recommandations.

Le patient qui présentait une médiastinite à pyocyanique a récidivé seize mois plus tard mais sans localisation valvulaire (2,7%). Il était toujours en cours de traitement. Les 35 autres patients n'ont pas eu de souci d'ordre infectieux ou cardiologique. Parmi eux, 16 ne vont jamais chez le dentiste (43,3%) et parmi les 19 autres qui se font suivre régulièrement, seulement 4 (10,8%) prennent une prophylaxie avant les soins, contre 15 (40,6%) qui s'en abstiennent.

Figure 8 : Devenir des patients.

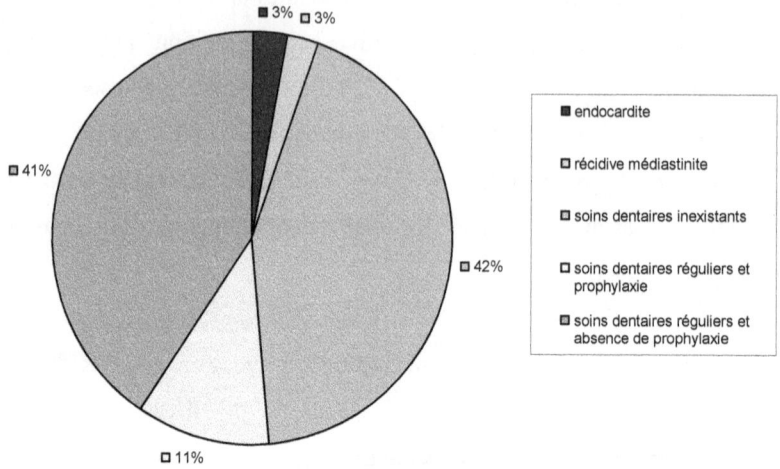

- endocardite
- récidive médiastinite
- soins dentaires inexistants
- soins dentaires réguliers et prophylaxie
- soins dentaires réguliers et absence de prophylaxie

3% 3% 41% 42% 11%

Parmi les cinq patients décédés (13%), l'un avait 96 ans et est décédé de mort « naturelle », et les trois autres sont décédés de la pathologie pour laquelle ils avaient été opérés en janvier 2006. Le dernier a été victime d'un arrêt cardio-circulatoire non récupéré.

6. <u>DISCUSSION</u>

Dans cette cohorte de cinquante-trois patients, 77% sont porteurs de cardiopathie à risque intermédiaire dont 41,5% étant des rétrécissements aortiques, ce qui en fait la cardiopathie de loin la plus fréquente.

Une enquête épidémiologique pratiquée en 1991 dans trois régions françaises permet de se faire une idée de la répartition des cardiopathies sous-jacentes en France à cette époque. La même enquête a été pratiquée en 1999 et permet d'apprécier l'évolutivité de l'épidémiologie de l'endocardite infectieuse dans ces régions. Plus de la moitié survient sur une cardiopathie pré-existante, avec une prédominance pour les valvulopathies et les prothèses valvulaires [1]. Le rhumatisme articulaire aigü diminue tandis que les cardiopathies dégénératives comme le rétrécissement aortique calcifié augmentent avec l'âge de la population [21] (39% dans la présente cohorte). L'endocardite infectieuse (EI) sur prothèse valvulaire représente 20% des EI (ce sont les plus fréquentes) et nécessite souvent une chirurgie. Cela représente 11% de la cohorte. Elle est plus fréquente sur prothèse mécanique surtout en post-opératoire immédiat. L'incidence de l'EI sur prothèse est de 630/100000 patients/année en 1991 : 308 pour les prothèses mécaniques et 383 pour les bioprothèses. La 2e cause d'EI sur cardiopathie pré-existante revient aux antécédents d'endocardite avec une incidence de 300/100000 patients/année (4% dans la présente étude), la 3e cause étant les cardiopathies congénitales avec une incidence de 135/100000 patients/année (2% dans le présent travail). Les antécédents d'endocardite sont plus fréquents chez les sujets ayant un mauvais état bucco-dentaire et chez les toxicomanes. L'incidence des cardiopathies à risque intermédiaire est respectivement de : 100 pour 100000 patients/année pour le prolapsus valvulaire mitral et de 380 pour 100000 patients/année pour les cardiomyopathies obstructives (2% dans la cohorte). L'insuffisance aortique représente 17% des EI (7,5% dans l'étude), et l'insuffisance mitrale 21% (26% dans l'étude). Les sténoses valvulaires s'accompagnent d'un risque plus faible surtout en ce qui concerne le rétrécissement mitral pur. C'est ce troisième groupe qui est le centre du problème de l'antibioprophylaxie ; en effet, elle est indiscutable dans les cardiopathies à haut risque et inutile dans les cardiopathies à faible risque. Si la plupart des recommandations conseillent une prophylaxie, certains auteurs commencent à discuter ces indications [1].

Les cardiopathies les plus fréquentes de la cohorte sont représentatives de la population générale, mais ne sont pas les plus pourvoyeuses d'EI puisque qualifiées de cardiopathies à risque intermédiaire. L'incidence de l'EI sur le rétrécissement aortique, cardiopathie la plus fréquente, semble assez faible selon *Habib et al* [1], puisque l'insuffisance aortique représente 17% des EI et que la pathologie de la valve aortique représente 25% des EI. Le processus sous-jacent à la constitution de cette sténose aortique calcifiée sur une valve initialement normale (39% dans l'étude), a pendant longtemps été considéré comme dégénératif, mais des travaux récents sont en faveur d'un processus actif qui présente des similitudes avec le développement de la plaque d'athérome. Plus rarement, la valvulopathie aortique est en rapport avec une bicuspidie qui est la malformation cardiaque congénitale la plus fréquente (1 à 2% de la population, 2,5% dans le travail présent). Les lésions histologiques sont des dystrophies de la média. En ce qui concerne l'insuffisance aortique, les atteintes dystrophiques sont les plus fréquentes, alors que les atteintes rhumatismales deviennent plus rares. Le rétrécissement mitral est presque toujours d'origine rhumatismale, ce qui explique que cette valvulopathie est devenue plus rare dans les pays occidentaux (0 dans le présent travail) [21].

Comme déjà souligné, le profil épidémiologique de l'insuffisance mitrale (IM) s'est profondément modifié dans les pays développés au cours des dernières décennies du fait du déclin de l'étiologie rhumatismale et de l'allongement régulier de l'espérance de vie (26% dans l'étude). Les causes dominantes sont actuellement dystrophiques, dégénératives, ischémiques et infectieuses. Les mécanismes le plus souvent en cause sont le prolapsus valvulaire mitral et/ou les ruptures de cordages tendineux de la mitrale.

Au sein des IM doivent être différenciées les IM aigües telles qu'on les observe au cours des EI ou de certaines ruptures de cordages, et les IM chroniques, les plus fréquentes, avec en chef de file, le prolapsus valvulaire mitral. *Ling et al* [22] dans une série de patients majoritairement a- ou pauci-symptomatiques, soulignent le pronostic péjoratif de ces IM avec une mortalité annuelle de 6,3% et une proportion élevée d'insuffisance cardiaque et/ou de fibrillation auriculaire (FA). Le risque de mort subite est en principe faible : son incidence annuelle atteint néanmoins 1,8% dans la série de *Grigioni et al* [23], dont 0,8% chez les patients a- ou pauci-symptomatiques. La FA associée aggrave le risque évolutif. Elle est plus fréquente chez les sujets de plus de 65 ans et en cas de dilatation auriculaire gauche (diamètre supérieur à 50mm).

Les IM « fonctionnelles » des cardiopathies dilatées s'observent sur des ventricules gauches à fonction souvent très altérée. Elles sont fréquentes (57% lorsque la fraction d'éjection est inférieure à 40%), et d'un pronostic péjoratif [21].

L'incidence de l'EI est plus élevée chez l'homme que chez la femme dans la plupart des études : 2,5 hommes pour une femme dans l'étude française la plus récente (la présente cohorte est représentée par 60% d'hommes) [24].

L'âge moyen des malades atteints d'EI est de 56 ans ± 19 ans dans l'étude française de 1991 et de 59,5 ± 17,2 ans dans celle de 1999. L'incidence augmente de façon importante après 50 ans. Ce phénomène est probablement en rapport avec la régression des cardiopathies rhumatismales à la faveur de l'augmentation des cardiopathies dégénératives liées à l'âge. L'âge moyen du groupe étudié à risque est de 63,5 ans [24].

D'après une enquête de l'Association pour l'Etude et la Prévention de l'Endocardite Infectieuse, près de la moitié des patients recensés ayant eu une EI selon les critères de *Duke* (Annexes 1 et 2) n'avaient pas de cardiopathie connue (34% en 91 et 47% en 99). Ces critères n'ayant été validés qu'en 1994, une comparaison avec les critères de *Beth Israël* (ou de *von Reyn*, datant de 1981, Annexe 3) modifiés par échocardiographie a été nécessaire pour l'étude de 1991. Plusieurs propositions ont été avancées pour expliquer ce phénomène ; tout d'abord la diminution du rhumatisme articulaire aigu, ensuite l'amélioration de l'antibioprophylaxie chez les patients ayant une valvulopathie connue, et enfin la sous-estimation des lésions valvulaires dégénératives des personnes âgées. Ces derniers étant les plus atteints par l'infection. L'étude de l'AEPEI montre que la très grande majorité des patients recensés ayant eu une EI selon les critères de *Duke* avait une atteinte de la valve aortique. Plus d'un tiers avait subi un geste médico-chirurgical et/ou présenté une situation à risque de bactériémie au cours du mois précédent l'hospitalisation pour EI. Les portes d'entrée cutanées étaient les plus fréquentes et donc *Staphylococcus aureus* était le plus fréquent à égalité avec *Streptococcus* du groupe D (25% des endocardites chacun contre 14% en 91). Les streptocoques oraux (non groupables) ne représentaient que 20% des endocardites (voir la répartition des micro-organismes en annexe 4). Les EI nosocomiales étaient majoritairement dues à *Staphylococcus aureus* et représentaient 15% des EI à ce type de germe. Comparativement aux EI dues aux autres bactéries, ces dernières avaient un taux de létalité plus élevé et un taux d'intervention chirurgicale plus bas. Par rapport à 1991, l'incidence était stable mais diminue chez les patients porteurs d'une cardiopathie sous-jacente ou ayant eu un remplacement valvulaire. De même l'incidence des streptocoques oraux a beaucoup diminué, ce qui laisse supposer une meilleure hygiène bucco-dentaire. Les interventions chirurgicales ont augmenté et la létalité a elle, diminué. Dans la série de *Fernandez-Guerrero et al* [25], 10% des endocardites nosocomiales étaient dûes à une chirurgie autre que le remplacement valvulaire. Les endocardites aortiques avaient majoritairement été opérées à l'inverse des endocardites à *Staphylococcus aureus* qui étaient pourtant les plus destructrices et responsables de la plus grande létalité [26]. Selon *Tornos et al* [27], ainsi que pour *Olaison et al* [28], l'amélioration du pronostic des EI pourrait résulter de l'amélioration de la prise en charge chirurgicale. En effet, ces auteurs avaient attribué la diminution de la létalité opératoire à un meilleur « timing » de la chirurgie dans le cas d'endocardites compliquées d'insuffisance cardiaque, et comme déjà souligné, l'étude de l'AEPEI met en évidence un taux de létalité plus faible chez les patients traités chirurgicalement que chez les patients sous traitement médical exclusif. Ces résultats sont en faveur d'une indication chirurgicale précoce, particulièrement chez les patients dont l'évolution n'est pas favorable sous traitement médical seul [26].

Même si l'EI reste un événement rare et difficile à prédire [29], avec une incidence faible, ce qui rend délicat l'interprétation des études publiées à ce sujet [1], il est de l'ordre du bon sens de proposer une prophylaxie antibiotique lors de manipulations médico-chirurgicales sur des foyers pouvant relâcher des bactéries dans la circulation chez des individus portant une cardiopathie [29]. En effet, pour *Seguin et al*, 70 à 75% des EI survient sur cardiopathie connue et après des procédures génératrices de bactériémie à germes que l'on retrouve dans cette pathologie. Ces germes sont sensibles aux antibiotiques [8]. L'identification des patients et gestes à risque ont fait l'objet d'études à la différence de l'antibioprophylaxie dont aucune étude ne fait la preuve de son efficacité pour des problèmes éthiques. Elle est donc uniquement basée sur des modèles animaux, ainsi que sur le bon sens [29].

Selon le postulat de Lewis et Grant [30], les valves cardiaques déficientes peuvent capter et retenir les micro-organismes issus de la bactériémie.

Les éléments-clés de l'infection valvulaire sont tout d'abord, les facteurs prédisposants de l'hôte : l'endothélium normal va résister à la colonisation bactérienne alors que lésé, il va favoriser l'adhérence des bactéries circulantes à partir de deux types de lésions, mécanique et inflammatoire.

Les lésions mécaniques exposent le sous-endothélium au flux sanguin ce qui active la cascade de la coagulation par l'intermédiaire du facteur tissulaire. En effet, il s'agit d'une protéine pro-coagulante située à la surface de pratiquement toutes les cellules de l'hôte, à l'exception des cellules endothéliales. L'endothélium fonctionne donc comme un revêtement anti-coagulant à l'intérieur des vaisseaux. Une fois la coagulation activée par le facteur tissulaire, il participe à la formation d'une endocardite thrombotique non bactérienne (ETNB) sur laquelle les pathogènes typiques d'EI ont des adhésines de surface. Les bactéries ainsi ancrées vont s'entourer de monocytes circulants, qui vont s'activer et produire des cytokines et leur propre facteur tissulaire, contribuant ainsi au développement de la végétation dans laquelle les bactéries pourront se camoufler. La végétation prend alors l'appellation de ETNB infectée. De plus, en dépit de leur fonction de phagocytes « professionnels », les monocytes n'arrivent pas à ingérer et à détruire les bactéries adhérentes. Ce phénomène, parfois nommé « phagocytose frustrée », illustre la capacité subversive de l'agent pathogène, qui dérive la fonction des défenses innées de l'hôte et les utilise à son profit [31-36]. Ce type de lésion est celui que l'on rencontre dans les malformations cardiaques congénitales, les valvulopathies acquises et les prothèses valvulaires.

Les lésions inflammatoires de l'endothélium vont provoquer l'adhérence de la fibronectine via des intégrines, offrant ainsi aux staphylocoques un tapis d'ancrage favorisant leur internalisation dans les cellules endothéliales et permettant de perpétuer l'infection. Ce type de lésion se rencontre chez les individus ne présentant pas de pathologie valvulaire connue, en particulier les personnes âgées et les consommateurs de drogues intraveineuses. Dans les populations âgées, plus de 25% des individus de plus de 65 ans présentent des lésions scléreuses de leur appareil valvulaire. Ces lésions impliquent une inflammation locale avec micro-ulcères et micro-thrombi semblables aux lésions rencontrées dans l'artériosclérose [37-43]. Il est probable que cette inflammation soit accompagnée de production de cytokines, d'expression d'intégrines et de liaison de fibronectine circulante à la surface des valves. Chez les consommateurs de drogues illicites, l'injection répétée de matériel impur pourrait favoriser la sécrétion de cytokines et favoriser des lésions inflammatoires de valves, en particulier au niveau du cœur droit. Ce type d'amorce pourrait expliquer la fréquence d'EI staphylococciques dans ces deux populations particulières.

A côté de ces facteurs prédisposants, les autres éléments-clés de l'infection sont l'intensité de la bactériémie et les caractéristiques des agents pathogènes. En effet, la taille de l'inoculum doit être supérieure à 10^4 unités-formant-colonie (UFC) pour *Staphylococcus aureus* et 10^5 UFC pour *Streptococcus viridans*, afin d'infecter les valves de plus de 90% des animaux de laboratoire. Les agents pathogènes responsables d'EI doivent adhérer aux valves lésées et survivre dans le plasma donc posséder des adhésines de surface dirigées contre les protéines de l'ETNB, soit la fibrine et la fibronectine. Ils doivent également résister à l'effet bactéricide du sérum (dû au complément), ainsi qu'aux peptides bactéricides sécrétés par les thrombocytes activés dans la végétation [29]. Ceci est le cas des bactéries Gram positif par rapport aux Gram négatif, ce qui peut expliquer la fréquence plus élevée de ces bactéries dans la génèse d'une EI [2]. A l'intérieur de la végétation, les bactéries sont réparties de manière inhomogène avec une augmentation rapide de leur nombre. Ceci probablement en raison de l'absence de cellule phagocytaire lors de la phase initiale de formation de l'ETNB, l'infiltration par les polynucléaires n'intervenant que secondairement. Après 18 à 24 heures de croissance, vient ensuite une phase de croissance stationnaire, les bactéries situées au centre de la végétation ayant une activité métabolique réduite par rapport à celle de la périphérie, nouvellement incorporées dans la végétation. D'où la difficulté de pénétrer dans cette structure pour les antibiotiques, et la nécessité d'intervenir avant dans la pathogénèse [24].

Un autre élément déterminant est l'incapacité des défenses immunes d'éradiquer les micro-organismes colonisant les valves lésées [29].

L'antibiotique doit être administré bien avant la bactériémie car il faut plusieurs heures pour que son effet bactéricide se manifeste, et permettre l'inhibition de l'adhérence bactérienne lors de la phase de formation de l'ETNB [29]. Il est plus facile d'empêcher les bactéries d'adhérer que de les chasser une fois installées [2]. En conséquence, l'action d'un antibiotique donné 30 à 60 minutes avant une intervention médico-chirurgicale est trop courte pour tuer les micro-organismes susceptibles d'être mis en circulation. Celui-ci doit être présent dans le sang du patient pour une période plus longue que la courte phase de bactériémie (10 à 30 minutes) suivant la mise en circulation des bactéries [29]. Il agit ainsi par mécanisme d'anti-adhésion bactérienne à l'endocarde [3].

De plus, il y a nécessité d'une présence prolongée de la molécule après colonisation valvulaire pour assurer l'efficacité de la prévention, afin de permettre l'élimination des bactéries ayant adhéré à l'endocarde [29]. Si le nombre de bactéries à éliminer est relativement faible, un temps de bactériostase relativement court (6h par exemple) est suffisant pour l'élimination complète des bactéries, amenant à un succès de la prophylaxie. Par contre, si le nombre de bactéries adhérentes est élevé, leur élimination des végétations prend plus de temps, et une durée de bactériostase prolongée est nécessaire pour restaurer une efficacité prophylactique. Ainsi les recommandations devraient être de prescrire soit un antibiotique à dose unique ayant une longue demi-vie, soit des doses répétées d'antibiotique à demi-vie courte [44]. Il n'est donc pas nécessaire d'employer un antibiotique bactéricide à condition qu'il puisse exercer son effet bactériostatique sur plusieurs heures [29]. L'administration d'antibiotique après la bactériémie (post-phylaxie) est possible, mais elle doit cependant intervenir dans les deux heures qui suivent la bactériémie, avant que les bactéries ayant adhéré à la végétation n'aient commencé à se multiplier [44].

En ce qui concerne la présente cohorte, le taux de conformité globale validant les cinq critères définis n'est que de 30%. Ce résultat peut se décomposer comme suit : 80% d'indications correctes, 57,5% de molécules adéquates, 100% de doses et délais correctes lors de la première injection, 73,5% de réinjections correctes, et enfin 79% de durée d'antibioprophylaxie correcte.

Aucune prescription n'est excessive mais fait défaut dans 20% des indications : 10 patients auraient dû bénéficier d'une prévention et ne l'ont pas eu. Leur chirurgie ne constituait pas une indication de prophylaxie pour l'infection du site opératoire (ISO) (chirurgie propre), mais la prévention de l'endocardite infectieuse prévaut sur l'ISO [6-8], ce qui a visiblement été ignoré dans 10 cas sur 50. Les 3 patients ayant une cardiopathie à faible risque d'endocardite infectieuse et donc ne nécessitant pas de prévention ont tout de même eu une antibioprophylaxie non pas par excès, mais pour la prévention de l'infection du site opératoire. Le taux de conformité était de 100% pour les 3.

Le résultat décevant de 57,5% dans le choix de la molécule, abaissant le taux de conformité pour les deux premiers critères à 46%, laisse envisager tout d'abord une sous-estimation du risque d'EI par rapport au risque d'ISO, et ensuite la méconnaissance totale du référentiel. Les molécules choisies ont un spectre trop étroit et ne protègent pas de la majorité des bactéries responsables d'EI pouvant être relarguées dans la circulation lors de la chirurgie. Il faut surtout souligner l'absence fréquente d'un aminoside lors des chirurgies uro-digestives contrairement à ce qui est clairement recommandé (14 cas sur 50 soit 28%). A noter également qu'un patient n'a pas eu l'antibioprophylaxie adéquate en raison d'un traitement curatif par Ceftazidime/Amikacine pour une médiastinite à pyocyanique.

Il est constaté une majorité de prescription de céphalosporines de première et surtout de seconde génération comme il est recommandé dans le consensus pour la prévention de l'ISO, mais ces molécules sont insuffisantes dans certaines chirurgies et ne préviennent pas de l'EI chez des patients à risque.

La dose et l'horaire de première injection étaient corrects dans 100% des cas. Mais, il faut quand même souligner que toutes les prophylaxies sauf une avaient été administrées pendant l'induction de l'anesthésie, c'était -à-dire juste avant le geste. Cela est correct mais selon *Moreillon et al,* les antibiotiques doivent être administrés un peu avant pour leur permettre d'être en quantité suffisante au niveau des valves au moment de la bactériémie [29].

De plus, selon certains auteurs, l'intubation oro-trachéale (IOT) est un geste à risque de bactériémie donc il serait licite que les antibiotiques soient administrés avant. En effet, pour *Durack* [45], l'intubation oro-trachéale (IOT) est un geste à risque, alors que selon le consensus de 92, seule l'intubation naso-trachéale nécessite une antibioprophylaxie chez le cardiaque à haut risque, et pour l'AHA, il n'y a besoin de prophylaxie ni pour l'un, ni pour l'autre [46,47]. La fréquence des bactériémies post-IOT a fait l'objet de deux études en 97 (*Goldstein et al*) [48] et 2001 (*Rijnders et al*) [49]. Dans la première, 3,2% des individus avaient des hémocultures positives 10 minutes après l'IOT et dans la seconde, ayant bénéficié d'intubation urgente, 9% des personnes avaient des hémocultures positives, et 31% en cas d'intubation difficile nécessitant deux opérateurs. La nature du germe était toujours *Streptococcus*.

Donc la recommandation officielle est que l'antibioprophylaxie doit être administrée dans l'heure qui précède le geste, mais il vaut mieux qu'elle le soit une heure avant pour certains auteurs. Ceci était le cas pour un seul des patients de la cohorte, dont la prophylaxie avait fait l'objet d'une prescription lors de la consultation d'anesthésie, prescription qui a pu être conduite dans le service d'hospitalisation par les infirmières une heure avant l'intervention. Les autres n'avaient pas bénéficié de cette prescription, ni lors de la consultation d'anesthésie ni lors de la visite pré-opératoire. La prophylaxie a été décidée au moment de l'arrivée du malade en salle d'opération d'où l'administration à l'induction et pas avant, et la précipitation dans le choix du protocole que cela peut occasionner. Ceci peut être une raison pour laquelle le choix des molécules n'était pas conforme à ce qui est recommandé.

En effet, la consultation anesthésique pré-opératoire représente un moment privilégié pour décider de la prescription de l'antibioprophylaxie. Il est possible de définir le type d'acte chirurgical prévu, le risque de bactériémie engendré, le moment de la prescription et les éventuels antécédents allergiques pouvant modifier le protocole choisi. La prophylaxie doit utiliser un antibiotique adapté à la cible bactériologique et à l'intervention concernée, afin d'obtenir des concentrations tissulaires efficaces au niveau des valves cardiaques [6,7]. Négliger cette partie pendant la consultation en pensant que c'est à l'anesthésiste qui « endort » de décider est une erreur qui peut avoir un impact sur la prise en charge au bloc opératoire et donc sur le devenir du patient.

Le nombre de réinjections était exact dans 73,5% des cas abaissant le taux de conformité pour les quatre premiers critères à 38%. Onze avaient eu le nombre exact de réinjections, quatre avaient fait l'objet soit d'une ignorance des demi-vies d'antibiotique, soit d'un oubli. Huit autres ne nécessitaient pas de réinjections en raison d'une intervention trop courte ou parce qu'ils avaient bénéficié de glycopeptides.

Les durées de prescription étaient conformes dans 79% des cas. Elles allaient donc au-delà inutilement dans 21% des cas avec le risque de modifier l'écologie du service et de favoriser l'émergence de bactéries multi-résistantes. La prolongation des prescriptions est fréquemment associée aux gestes chirurgicaux lourds, comme en chirurgie cardiaque où les infections sont très redoutées.

Le résultat global de 30% de taux de conformité validant les cinq critères est très faible et décevant. Les écarts de pratique par rapport aux référentiels sont nombreux et ces derniers sont peu suivis.

En 1994, deux ans après la conférence de consensus, *Zuckerman et al* [50] faisait un état des lieux de la compliance médicale aux USA : sur 486 patients recrutés devant bénéficier d'une procédure endoscopique, 74 avaient une cardiopathie à risque (15%). Parmi eux, 14 auraient dû bénéficier d'une prophylaxie selon la sévérité de la cardiopathie et en fonction du geste endoscopique. Six d'entre eux n'avaient pas le bon antibiotique ou la bonne posologie, soit près de la moitié des patients pour qui le bénéfice d'une prophylaxie était escompté. Une autre étude menée sur un an toujours aux USA, met en évidence l'utilisation correcte de l'antibioprophylaxie dans 10% des cas [51].

Toutefois, l'antibioprophylaxie de l'endocardite est très controversée et possède de nombreuses limites.

Les gestes à risque bucco-dentaires ainsi que la mastication ou le brossage de dents vont induire une bactériémie, dite spontanée dans le second cas, qui se trouve être la plus fréquente. Mais si elle est de faible intensité, elle ne représente probablement pas un grand risque même pour les personnes prédisposées. En revanche, si sa fréquence et/ou son intensité augmente, en cas de foyer infectieux par exemple, le risque pourrait être plus grand, d'où l'importance d'éradiquer les foyers chroniques même en l'absence de manipulations ou de gestes à risque [29]. Plus de 50% des EI sont causées par *Streptococcus viridans* provenant de la cavité buccale. L'exposition cumulative, qui est le produit de la prévalence P (nombre de cultures positives exprimé en %) par l'intensité I (nombre de cfu/ml) par la durée T (15 minutes) et par la fréquence F (nombre moyen d'une procédure réalisée par an), est plus en faveur d'une bactériémie provenant des gestes courants. Ces derniers sont peu invasifs mais répétés, par rapport aux procédures invasives, peu fréquentes [30]. Par exemple, pour *Guntheroth* [52], la bactériémie spontanée est de 5370 minutes soit 90 h par mois. Comparativement, la bactériémie provoquée par une avulsion dentaire est de 6 minutes. Le facteur de multiplication est de 895. Ces gestes de la vie quotidienne sont souvent sous-estimés dans la génèse des EI [30]. Quatre études prospectives non randomisées, respectivement menées par *Van der Meer et al* pour les deux premières [53,54], puis par *Lacassin et al* [55], et enfin par *Strom et al* [56] n'avaient pas réussi à mettre en évidence le rôle prépondérant des procédures invasives d'origine bucco-dentaire dans la génèse de l'EI, remettant ainsi en cause la notion de gestes à risque et donc le bien-fondé de l'antibioprophylaxie. Mais c'étaient des études de cas, pouvant démontrer un risque, ou des études cas-témoins, pouvant quantifier un risque, mais ne permettant pas d'établir une preuve. L'absence de lien entre procédures ou situations d'origine bucco-dentaire et EI, ne prouve pas que celles-ci ne soient jamais responsables d'EI [30]. L'étude de *Lacassin et al* estime tout de même que le risque d'EI est augmenté en moyenne de 60% après un geste invasif, qu'il soit dentaire, médical ou chirurgical, et augmente avec le nombre de gestes pratiqués dans les 3 mois précédent la survenue de l'EI. A noter que les soins dentaires considérés dans leur ensemble ne sont pas associés à une augmentation significative du risque d'EI, les seules procédures associées individuellement à un risque significativement augmenté sont le détartrage, les traitements dentaires canalaires et les interventions chirurgicales [55].

Plus récemment, en 2003, *Lockhart et al* [57] avaient mené une étude prospective, randomisée, en double aveugle, contrôlée avec placebo, concernant l'impact d'une prévention par amoxicilline sur l'incidence, la nature et la durée de la bactériémie chez des enfants devant subir une intubation naso-trachéale et une procédure d'extraction dentaire. Huit hémocultures par enfant, en milieu aérobie et anaérobie étaient prélevées à des temps différents de la procédure. L'apparition d'au moins une hémoculture positive sur les huit était significativement plus élevée dans le groupe placebo (84%) que dans le groupe amoxicilline (33%). Après intubation, la persistance de la bactériémie était de 20% dans le groupe placebo versus 4% dans le groupe amoxicilline. Pendant l'extraction dentaire, elle était de 76% dans le groupe témoin versus 15% pour l'autre. La majorité des hémocultures positives était à Cocci Gram positif. L'amoxicilline a donc un fort impact sur l'incidence, la nature et la durée de la bactériémie après ce type de procédure, ce qui laisserait penser que la prophylaxie serait la bienvenue chez les cardiopathes à risque. Malgré tout les gestes à risque d'origine bucco-dentaire sont peu fréquents et finalement peu pourvoyeurs d'EI contrairement aux gestes de la vie courante.

Pour tous les autres facteurs de risque d'EI autres que ceux d'origine cardiaque ou bucco-dentaire, les consensus français et américain divergent et les études sur la fréquence des bactériémies après ces gestes, sont parfois contradictoires, d'où la difficulté de trancher. Par exemple, d'après l'AHA [46,47], il n'y pas besoin de prévention lors d'intubation naso-trachéale, de coloscopies ou de lithotrities chez le cardiaque à haut risque, ou bien elle est optionnelle alors qu'elle est fortement recommandée par le consensus français de 1992. Ceci n'étant plus le cas puisque la révision du consensus de 2002 conclue à une abstention de prophylaxie en ce qui concerne l'intubation naso-trachéale, que les patients soient à haut ou moyen risque, et même avec les conclusions de l'étude de *Lockhart*. Exception faite d'une intubation difficile ou traumatique. A l'inverse, la bronchoscopie au tube rigide ne fait pas l'objet d'une prophylaxie en France à la différence des Etats-Unis, chez le cardiaque à haut risque, mais les experts français ont rejoint leurs collègues américains sur ce point-là aussi. En ce qui concerne les échographies cardiaques par voie trans-oesophagienne, toutes les études publiées entre 1990 et 1995, soit 10 études [58-67], à l'exception d'une [58], montrent un taux d'hémocultures positives après ce geste proche du zéro. L'étude faisant exception montre un taux d'hémocultures positives de 17% et si on les additionne toutes, on retrouve 10 cas de bactériémie dans un collectif de 895 patients, soit une fréquence de 1,1%. C'est pourquoi le consensus français n'a pas jugé utile de recommander une prophylaxie contrairement à l'AHA qui la juge utile chez le cardiaque à haut risque. A l'inverse, tout geste thérapeutique portant sur l'œsophage ou sur les voies digestives par voie endoscopique nécessite une prophylaxie pour les experts français comme pour *Durack*, et que ce soit chez le cardiaque à haut et moyen risque. En effet, la fréquence des bactériémies après dilatation oesophagienne varie de 12 à 72% [68-70], et de 32 à 40% lors de scléroses de varices oesophagiennes [71,72], selon les données récentes de la littérature. La fréquence, elle, des ligatures élastiques de VO varie de 5,7% à 25% [71,73]. Pour les experts américains, comme pour les français, cela n'est utile que chez le cardiopathe à haut risque. Les EI nosocomiales représentent 10 à 20% des EI et la première porte d'entrée est le cathéter central, d'où l'incidence élevée de *Staphylococcus aureus*. A côté des dispositifs intra-vasculaires, il faut également retenir les gestes chirurgicaux digestifs ou génito-urinaires et les infections des plaies opératoires [74].

Parmi les autres facteurs de risque d'EI autres que les cardiopathies et l'hygiène bucco-dentaire, on retrouve la toxicomanie (5% dans l'étude française de 1991 et 6% dans celle de 1999), l'insuffisance rénale chronique, avec ou sans hémodialyse est également retrouvée dans l'étude prospective de *Strom et al* [56], ainsi que le diabète.

Il n'existe pas de preuve de l'efficacité des antibiotiques comme montrait *Moreillon et al* [29], en raison de problèmes éthiques, ils n'évitent qu'un petit nombre d'endocardite, créent une augmentation des résistances bactériennes d'où la restriction des indications en 2002 par rapport à 1999 [6].

De plus, l'efficacité de l'antibioprophylaxie est indémontrable car si elle est efficace à 100%, il faudrait au moins 6000 patients selon *Durack* pour obtenir des résultats exploitables donc cela est infaisable statistiquement, et de plus, d'un point de vue éthique il faudrait que le comité d'éthique accepte des études contrôlées avec placebo, ce qui était difficilement envisageable vu la gravité de l'infection qui pouvait en découler. Certains considèrent que l'antibioprophylaxie est protectrice car l'incidence de l'EI est stable malgré l'augmentation des procédures invasives. Pour d'autres, non car la majorité des EI ne surviennent pas après un geste invasif. D'autres part, les modèles expérimentaux ne se font que chez l'animal et l'élaboration des protocoles d'antibiotiques se fait uniquement à partir de ces considérations d'où un certain nombre de biais. Selon *Durack* [45], la prophylaxie la plus efficace ne préviendrait que 10-20% des EI puisque ce n'est que ce faible chiffre qui est précédé d'un acte invasif responsable de la pathologie. De plus, seulement la moitié des endocardites surviennent sur pathologie valvulaire antérieurement connue. Cependant, même si le pourcentage d'EI évitées par l'antibioprophylaxie est effectivement aussi faible que les 6 à 10% des études de *Lacassin et al* [55] ainsi que de *Van der Meer et al* [54], ce résultat ne serait pas négligeable compte tenu de la mortalité et de la morbidité de l'EI. On éviterait ainsi en France entre 90 et 150 cas d'EI et de 15 à 30 décès.

Ensuite, on observe des points communs entre les différents pays ; à savoir antibioprophylaxie pour un geste invasif pouvant être à l'origine de bactériémie chez des sujets à risque d'EI, active sur les bactéries causales, de durée brève pour éviter les résistances. Le risque infectieux est hiérarchisé selon sa sévérité. Mais on observe aussi des divergences ; à savoir, le choix de l'antibiotique en cas d'allergie à la pénicilline, macrolides ou glycopeptides. A noter que la teicoplanine est plus efficace que la vancomycine sur *Streptococcus oralis* et *Enterococcus faecium*, et possède des taux de pénétration dans les valves plus important permettant d'inhiber *Staphylococcus aureus* et les staphylocoques coagulase négative. Les autres divergences concernent les doses, la durée, le moment de l'administration, les patients et procédures à risque [3].

Enfin, le rapport bénéfice/risque est selon une étude de *Tzukert et al* [75], 1,36 individus par million traités décèderaient d'une allergie à la pénicilline utilisée en prévention de l'EI, alors que 0,26 individus par million décèderaient d'une EI induite par une intervention. La prophylaxie ne serait utile que chez les patients à haut risque.

Ajouter à cela que l'émergence de bactéries résistantes à l'antibioprophylaxie comme *Streptococcus viridans* à la pénicilline et des staphylocoques coagulase négative aux pénicillines, céphalosporines et vancomycine, est de plus en plus inquiétante [3].

Pour revenir à la présente cohorte, un seul patient sur les 42 recontactés ou décédés a développé une endocardite. Cette endocardite nosocomiale était survenue trois semaines après pose d'un défibrillateur implantable, geste pourtant considéré par les consensus français et américain comme étant à faible risque, et ne nécessitant pas de prophylaxie ou bien de manière optionnelle pour les cardiopathes à haut risque. Or ce patient était porteur d'une IM sur PVM, ne constituant ainsi qu'une cardiopathie à risque intermédiaire. Il n'était donc pas candidat à une antibioprophylaxie spécifique. Toute conclusion serait abusive sur une si petite cohorte ainsi que sur un cas isolé mais cela illustre les limites de l'antibioprophylaxie ou bien de ses indications.

7. CONCLUSION

La conférence de consensus de 1992 est élaborée à partir du profil épidémiologique français des EI en 1990-91. Malgré les mesures de prophylaxie, l'incidence ne diminue pas. Il existe plusieurs raisons à cela et la première est la mauvaise compliance des médecins comme on peut le constater dans ce travail. Le taux de conformité global de 30% étant très faible, avec un pourcentage d'erreur très important (presque 50%) sur le choix de la ou des molécules, notamment l'absence d'un aminoside dans certaines chirurgies. De plus, il y a peu de cardiopathie à risque dans la population générale d'où le manque d'expérience concernant leur prise en charge, et enfin, on note une méconnaissance de la carte de prévention [3]. En effet, depuis 1985, la Fédération française de cardiologie (FFC) diffusait une « carte de cardio-prévention » faisant mention des différentes mesures prophylactiques anti-infectieuses chez les patients à risque d'endocardite. A l'occasion de la Conférence de consensus de 1992, une enquête réalisée auprès de chirurgiens dentistes avait révélé une connaissance très limitée de cette carte. L'AEPEI, chargée de la diffusion des recommandations de la Conférence de consensus a choisi de rééditer une nouvelle carte d'information, format carte bancaire, nominative, mise à la disposition de tous les cardiologues pour qu'ils la remettent aux patients ayant une cardiopathie à risque ; l'information était limitée à l'antibioprophylaxie pour soins dentaires, dans le but d'avoir un message simple, correspondant à la principale situation à risque ; la carte mentionne qu'elle doit être montrée avant tout soin dentaire. Elle est de couleur rouge pour les patients non allergiques aux bêta-lactamines et de couleur jaune pour les patients allergiques ; l'antibiotique à choisir et sa posologie étant indiqués sur chaque type de carte. En 1994, les enquêtes avaient montré que 69% des cardiologues la connaissaient, et parmi eux 56% la distribuaient systématiquement aux patients à risque. En 1999, 97% la connaissaient et 83% la distribuaient. En 2001, une enquête a montré que 55% des dentistes et 28% des généralistes la connaissaient. Il n'y a pas de chiffres concernant les anesthésistes mais ils sont probablement faibles [76].

Pour revenir à la cohorte, aucun des patients recontactés ne connaissait la carte de prévention, pas même les quatre qui prenaient une prophylaxie avant leurs soins dentaires.

SPILF
FFC/SFC
ADF
PREVENTION
DE L'ENDOCARDITE
INFECTIEUSE

NOM, prénom : _____
CETTE PERSONNE A UNE CARDIOPATHIE A RISQUE D'ENDOCARDITE INFECTIEUSE
précisez : _____

carte remise par le Docteur _____
à _____ le : _____

SPILF
FFC/SFC
ADF
PREVENTION
DE L'ENDOCARDITE
INFECTIEUSE

NOM, prénom : _____
CETTE PERSONNE A UNE CARDIOPATHIE A RISQUE D'ENDOCARDITE INFECTIEUSE
précisez : _____

carte remise par le Docteur : _____
à _____ le _____

ATTENTION

Malgré tout, les limites de cette antibioprophylaxie sont nombreuses.

Les échecs de l'antibioprophylaxie sont recensés dans un registre à l'hôpital Claude Bernard afin d'améliorer les protocoles [3]. Ceux-ci doivent être simples pour faciliter leur acceptabilité et leur faisabilité [8].

Les autres moyens de prévention sont une bonne hygiène bucco-dentaire, primordiale car les mouvements masticatoires sont de longue durée. Un cardiopathe doit consulter son dentiste deux fois par an [6,7].

Les nouvelles recommandations américaines parues dans « circulation » en 2007 ne sont plus en faveur d'une antibioprophylaxie pour des gestes effectués sur les tractus digestif et urinaire [77].

En France, une 3ème enquête nationale épidémiologique sera conduite du 1er au 31 décembre 2008 dans certaines régions françaises. Elle permettra de suivre les modifications survenues par rapport aux résultats de l'enquête de 1999, et éventuellement d'établir de nouvelles recommandations.

8. ANNEXES

Annexe 1 : Critères diagnostiques d'EI selon *Duke*.

Diagnostic d'endocardite CERTAIN	
Micro-organisme isolé à partir d'une végétation ou abcès intra-cardiaque, **OU** végétation ou abcès intra-cardiaque visualisé	Deux critères cliniques majeurs **OU** un critère majeur et trois critères mineurs **OU** cinq critères mineurs
Diagnostic d'endocardite REJETE	
Résolution des signes sous une antibiothérapie < 4 jours **OU** absence de lésion caractéristique d'endocardite lors de la chirurgie ou à l'autopsie, après une antibiothérapie < 4 jours	
Diagnostic d'endocardite POSSIBLE	
Critères diagnostiques d'EI certain mais incomplet **ET** sans que le diagnostic puisse être rejeté	

Annexe 2 : Critères cliniques majeurs et mineurs de l'EI.

CRITERES MAJEURS	CRITERES MINEURS
Micro-organisme isolé par deux hémocultures différentes et dont la responsabilité dans les EI était reconnue, en l'absence d'un autre foyer septique	Cardiopathie à risque ou toxicomanie.
OU persistance d'hémocultures positives à un micro-organisme compatible avec une EI, à 12h d'intervalle.	Température > 38°C.
OU atteinte endocarditique authentifiée par ETO: - masse mobile intracardiaque sur valve ou sur du matériel implantable ou dans l'orientation d'un jet de régurgitation. - Abcès. - Apparition d'une déhiscence partielle d'une PV.	Embolies artérielle, pulmonaire septique, anévrisme mycotique, hémorragie intra-crânienne, placards érythémateux palmo-plantaires de Janeway.
OU apparition d'un souffle de régurgitation.	Glomérulonéphrite, nodosités d'Osler, facteur rhumatoïde, taches de Roth. Echographie compatible.

Annexe 3 : Classification diagnostique des EI selon les critères de *von Reyn* (ou *Beth Israël*).

ENDOCARDITE CERTAINE		
Repose sur données histologiques (chirurgie ou autopsie) et bactériologiques (examen direct ou culture d'une végétation valvulaire ou d'un embole périphérique).		

ENDOCARDITE PROBABLE	
Hémocultures positives persistantes **ET** un des éléments suivants :	Hémocultures négatives ou positives par intermittence **ET** un des éléments suivants :
Nouveau souffle de régurgitation **OU** cardiopathie sous-jacente et phénomènes vasculaires.	Fièvre **ET** nouveau souffle de régurgitation **ET** phénomènes vasculaires.

ENDOCARDITE POSSIBLE		
Hémocultures positives persistantes **ET** un des éléments suivants :	Hémocultures négatives ou positives par intermittence **ET** un des éléments suivants :	Pour les EI à Streptococcus viridans seulement :
Cardiopathie sous-jacente **OU** phénomènes vasculaires.	Fièvre **ET** cardiopathie sous-jacente **ET** phénomènes vasculaires.	Au moins 2 hémocultures positives sans porte d'entrée extra-cardiaque et fièvre.

ENDOCARDITE EXCLUE		
Autre diagnostic évident.	EI vraisemblable justifiant une antibiothérapie empirique.	EI clinique à culture négative, exclu à l'autopsie.

Annexe 4 : Répartition des micro-organismes d'après l'enquête de l'AEPEI de 1999.

STREPTOCOQUES	50%	ORAUX	20%	Mitis	38%	
				Oralis	19%	
		GROUPE D	25%	Gallolyticus	52%	
				Bovis	42%	
		PYOGENES	5%			
ENTEROCOQUES	8%	Enterococcus faecalis	90%			
STAPHYLOCOQUES	30%	Staphylococcus aureus	25%			
		Staphylococcus coagulase négative	5%			
Autres micro-organismes	5%	BGN groupe HACEK	3%			
		Bartonella	2 à 4%			
		Coxiella burnetti				
Pas de micro-organisme	5%					
Autres streptococcacae	2%					

9. BIBLIOGRAPHIE

1   HABIB G.
     Prophylaxie de l'endocardite infectieuse, risque d'endocardite infectieuse en fonction de l'état cardiaque.
     Med Mal Infect 2002 ; 32(6): 261-6.

2   HORSTKOTTE D, FOLLATH F, GUTSCHIK E, LENGYEL M, OTO A, PAVIE A, et al.
     Guidelines Prevention, Diagnosis and Treatment of Infective Endocarditis.
     Rev Esp Cardiol 2004; .57(10): 952-62.

3   COUTURIER F, HANSMANN Y, DESCAMPEAUX C, CHRISTMANN D.
     Les limites de l'antibioprophylaxie des endocardites infectieuses.
     Med et Mal Infect 2000 ; 30(1): 3-10.

4   COLLEGE FRANÇAIS DES ANESTHESISTES REANIMATEURS
     Evaluation des pratiques professionnelles. [en ligne]
     http://www.cfar.org/EPP/infos-epp.html
     (consulté le 19/06/2007)

5   Décret n° 2005-346 du 14 Avril 2005 relatif à l'Evaluation des Pratiques Professionnelles.
     J Off Repub Fr Lois Décrets 2005; 15 avril: 218-23.

6   SOCIETE DE PATHOLOGIE INFECTIEUSE DE LANGUE FRANÇAISE
     Prophylaxie de l'endocardite infectieuse. Révision de la cinquième conférence de consensus en thérapeutique anti-infectieuse de mars 1992. Recommandations 2002.
     Med Mal Infect 2002 ; 32(10): 542-552.

7   SOCIETE FRANÇAISE D'ANESTHESIE ET REANIMATION
Recommandations pour la pratique de l'antibioprophylaxie en chirurgie.
Actualisations 1999 des recommandations issues de la conférence de consensus de
décembre 1992.
J Pharm Clin 2000 ; 19(1): 15-24.

8   SEGUIN P, MALLEDANT Y.
Antibiothérapie curative et prophylactique des endocardites infectieuses.
Ann Fr Anesth Réanim 1998 ; 17(3): 257-72.

9   KORINEK AM.
Conséquences écologiques des prescriptions antibiotiques préventives.
Ann Fr Anesth Reanim 2000 ; 19(5): 418-423.

10 CLASSEN DC, EVANS RS, PESTOTNIK SL, HORN SD, MENLOVE RL,
BURKE JP.
The timing of prophylactic administration of antibiotics and the risk of surgical-
wound infection.
N Engl J Med 1992; 326(5): 281-286.

11 WONG-BERINGER A, CORELLI RL, SCHROCK TR, COUGLIELMO BJ.
Influence of timing of antibiotic administration on tissue concentrations during
surgery.
Am J Surg 1995; 169(4): 379-381.

12 DIPIRO JT, CHEUNG RP, BOWDEN TA jr, MANSBERGER JA.
Single-dose systemic antibiotic prophylaxis of surgical wound infections.
Am J Surg 1986; 152(5): 552-9.

13 ESPOSITO S.
Is single-dose antibiotic prophylaxis sufficient for any surgery?
J Chemother 1999; 11(6): 556-564.

14   LEWIS RT, GOODALL RG, MARIEN B, PARK M, LLOYD-SMITH W, WIEGAND FM.
Efficacy and distribution of single-dose preoperative surgery.
Can J Surg 1991; 34(2): 117-122.

15   OOSTVOGEL HJ, VAN VROONHOVEN TJ, VAN DER WERKEN C, LENDERINK AW.
Single-dose versus short-term antibiotic therapy for prevention of wound infection in general surgery.
Acta Chir Scand 1987; 153(10): 571-575.

16   MARTIN C, POURRIAT JL.
Pratique de l'antibioprophylaxie périopératoire par les anesthésistes-réanimateurs français : résultat d'une enquête nationale.
Ann Fr Anesth Réanim 1997 ; 16(7): 913-917.

17   ASTAGNEAU P, RIOUX C, GOLLIOT F, BRUCKER G.
Morbidity and mortality associated with surgical site infections : results from the 1997-1999 INCISO surveillance.
J Hosp Infect 2001; 48(4): 267-74.

18   AKALIN HE.
Surgical prophylaxis : the evolution guidelines in an area of cost containment.
J Hosp Infect 2002; 50 (A Suppl) : S3-S7.

19   SASSE A, MERTENS R, SION JP, RONVEAUX O, BOSSENS M, DE MOL P, et al.
Surgical prophylaxis in belgian hospitals : estimate of costs and potential savings.
J Antimicrob Chemother 1998; 41(2): 267-272.

20   BURKE JP.
Infection control-a problem for patient safety.
N Engl J Med 2003; 348(7): 651-6.

21 SOCIETE FRANÇAISE DE CARDIOLOGIE
Recommandations concernant la prise en charge des valvulopathies acquises et des
dysfonctions de prothèse valvulaire.
Arch Mal Cœur Vaiss 2005 ; 98(2)(Suppl) :S5-S57.

22 LING LH, ENRIQUEZ-SARANO M, SEWARD JB, TAJIK AJ, SCHAFF HV,
BAILEY KR, et al.
Clinical outcome of mitral regurgitation due to flail leaflets.
N Engl Med 1996; 335(19): 1417-23.

23 GRIGIONI F, ENRIQUEZ-SARANO M, LING LH, BAILEY KR, SEWARD JB,
TAJIK AJ, et al.
Sudden death in mitral regurgitation due to flail leaflet.
J Am Coll Cardiol 1999; 34(7): 2078-85.

24 KERBAUL F, GUIDON C, GOUIN F.
Prophylaxie de l'endocardite infectieuse.
Conférence d'actualisation 2004; p.27-40.
http ://www.sfar.org/sfar-actu/ca04/html/ca04-02/ca04-02.htm
(consulté le 09.07.07)

25 FERNANDEZ-GUERRERO ML, VERDEJO C, AZOFRA J, DE GORDOLAS M.
Hospital-acquired infectious endocarditis not associated with cardiac surgery : an
emerging problem.
Clin Infect Dis 1995; 20(1): 16-23.

26 GROUPE D'ENQUETE DE L'ASSOCIATION POUR L'ETUDE ET LA
PREVENTION DE L'ENDOCARDITE INFECTIEUSE (AEPEI).
Modifications du profil de l'endocardite infectieuse en France. Résultats d'une
enquête épidémiologique conduite sur un an.
Med Mal Infect 2002 ; 32(11): 596-604.

27 TORNOS MP, OLONA M, PERMANYERMIRALDA G, ALMIRANTE B, EVANGELISTA A, SOLER-SOLER J.
Is the clinical spectrum and prognosis of native valve infective endocarditis in non-addicts changing ?
Eur Heart J 1995; 16(11): 1686-91.

28 OLAISON L, HOGEVIK H, MYKEN P, ODEN A, ALESTIG K.
Early surgery in infective endocarditis.
Q J M 1996; 89(4): 267-78.

29 MOREILLON P, DARGÈRE S, PIROTH L, ENTENZA JM.
Prophylaxie de l'endocardite infectieuse : apport du modèle expérimental.
Med Mal Infect 2002 ; 32(11): 605-612.

30 ROCHE Y.
Gestes et situations à risque d'endocardite infectieuse d'origine bucco-dentaire.
Med Mal Infect 2002 ; 32(11): 628-634.

31 CAMERER E, KOLSTO AB, PRYDZ H.
Cell biology of tissue factor, the principal initiator of blood coagulation.
Thromb Res 1996; 81(1): 1-41.

32 GOULD K, RAMIREZ-RONDA CH, HOLMES RK, SANFORD JP.
Adherence of bacteria to heart valve in vitro.
J Clin Invest 1975; 56(6): 1364-70.

33 BADDOUR LM.
Virulence factors among gram-positive bacteria in experimental endocarditis.
Infect Immun 1994; 62(6): 2143-8.

34 VELTROP MH, BANCSI MJ, BERTINA RM, THOMPSON J.
Role of monocytes in experimental *Staphylococcus aureus* endocarditis.
Infect Immun 2000 ; 68(8): 4818-21.

35   BANCSI MJ, VELTROP MH, BERTINA RM, THOMPSON J.
Role of phagocytosis in activation of the coagulation system in *Streptococcus sanguis* endocarditis.
Infect Immun 1996; 64(12): 5166-70.

36   CRAWFORD I, RUSSELL C.
Comparative adhesion of seven species of streptococci isolated from the blood of patients with sub-acute bacterial endocarditis to fibrin-platelet clots in vitro.
J Appl Bacteriol 1986; 60(2): 127-33.

37   HEMLER ME, ELICES MJ, PARKER C, TAKADA Y.
Structure of the integrin VLA-4 and its cell-cell and cell-matrix adhesion functions.
Immunol Rev 1990; 114(4): 45-65.

38   PATTI JM, HOOK M.
Microbial adhesins recognizing extracellular matrix macromolecules.
Curr Opin Cell Biol 1994 ; 6(5): 752-8.

39   LOWY FD.
Staphylococcus aureus infections.
N Engl J Med 1998 ; 339(8): 520-32.

40   SINHA B, FRANÇOIS P, QUE YA, MUZAFFAR H, HEILMANN C, MOREILLON P, et al.
Heterologously expressed Staphylococcus aureus fibronectin-binding proteins are sufficient for invasion of host cells.
Infect Immun 2000; 68(12): 6871-8.

41   MOREILLON P, QUE YA, BAYER AS.
Pathogenesis : Streptococcal and Staphylococcal Infective Endocarditis.
Infect Dis Clin North Am 2002; 16(2): 297-318.

42   STEWART BF, SISCOVICK D, LIND BK, GARDIN JM, GOTTDIENER JS, SMITH VE, et al.
Clinical factors associated with calcific aortic valve disease. Cardiovascular Health Study.
J Am Coll Cardiol 1997; 29(3): 630-4.

43   STEHBENS WE, DELAHUNT B, ZUCCOLLO JM.
The histology of endocardial sclerosis.
Cardiovasc Pathol 2000 ; 9(3): 161-73.

44   GLAUSER MP, FLÜCKIGER U ET FRANCIOLI P.
Experimental bases for endocarditis prophylaxis ; Study the mode of action and the conditions for success.
Med Mal inf 1992; 22(7 Suppl) : 1061-1069.

45   DURACK DT.
Prevention of infective endocarditis.
N Engl J Med 1995 ; 332(1): 38-44.

46   DAJANI AS, TAUBERT KA, WILSON W, BOLGER AF, BAYER A, FERRIERI P, et al.
Prevention of Bacterial Endocarditis. Recommendations by the *American Heart Association.*
Circulation 1997; 96(1): 358-366.

47   GOULD FK, ELLIOTT TSJ, FOWERAKER J, FULFORD M, PERRY JD, ROBERTS GJ, et al.
Guidelines for the prevention of endocarditis: report of the Working Party of the British Society for Antimicrobial Chemotherapy.
J Antimicrob Chemother 2006; 57(6): 1035-1042.

48   GOLDSTEIN S, WOLF GL, KIM SJ, SIERRA MF, WHITMIRE C, TOLENTINO EM.
Bacteraemia during direct laryngoscopy and endotracheal intubation : a study using a multiple culture, large volume technique.
Anaesth Intensive Care 1997; 25(3): 239-44.

49   RIJNDERS BJ, WILMER A, VAN ELDERE J, VAN WIJNGAERDEN E.
Frequency of transient streptococcal bacteremia following urgent orotracheal intubation in critically ill patients.
Intensive Care Med 2001; 27(2): 434-7.

50   ZUCKERMAN GR, O'BRIEN J, HALSTED R.
Antibiotic prophylaxis in patients with infectious risk factors undergoing gastrointestinal endoscopic procedures.
Gastrointest Endosc 1994; 40(5): 538-43.

51   MOGADAM M, MALHOTRA SK, JACKSON RA.
Pre-endoscopic antibiotics for the prevention of bacterial endocarditis: do we use them appropriately?
Am J Gastroenterol 1994; 89 (6): 832-4.

52   GUNTHEROTH WG.
How important are dental procedures as a cause of endocarditis?
Am J cardiol 1984; 54(7): 797-801.

53   VAN DER MEER JT, THOMPSON J, VALKENBURG HA, MICHEL MF.
Epidemiology of bacterial endocarditis in the netherlands. II. Antecedent procedures and use of prophylaxis.
Arch Intern Med 1992; 152(9): 1869-73.

54   VAN DER MEER JT, VAN WIJK W, THOMPSON J, VANDERBROUCKE JP, VALKENBURG HA, MICHEL MF.
Efficacy of antibiotic prophylaxis for prevention of native-valve endocarditis.
Lancet 1992; 339(8786): 135-9.

55   LACASSIN F, HOEN B, LEPORT C, SELTON-SUTY C, DELAHAYE F, GOULET V, et al.
Procedures associated with infective endocarditis in adults. A case control study.
Eur Heart J 1995; 16(12): 1968-74.

56   STROM BL, ABRUTYN E, BERLIN JA, KINMAN JL, FELDMAN RS, STOLLEY PD, et al.
Dental and cardiac risk factors for infective endocarditis. A population-based, case-control study.
Ann Intern Med 1998; 129 (10): 761-9.

57   LOCKHART PB, BRENNAN MT, KENT ML, NORTON HJ, WEINRIB DA.
Impact of amoxicillin prophylaxis on the incidence, nature, and duration of bacteremia in children after intubation and dental procedures.
Circulation 2004; 109(23): 2878-2884.

58   GORGE G, ERBEL R, HENRICHS KJ, WENCHEL HM, WERNER HP, MEYER J.
Positive blood cultures during transoesophageal echocardiography.
Am J Cardiol 1990; 65(20): 1404-5.

59   MELENDEZ LJ, CHAN KL, CHEUNG PK, SOCHOWSKI RA, WONG S, AUSTIN TW.
Incidence of bacteremia in transoesophageal echocardiography: a prospective study of 140 consecutive patients.
J Am Coll Cardiol 1991; 18(7): 1650-4.

60   STECKELBERG JM, KHANDHERIA BK, ANHALT JP, BALLARD DJ, SEWARD JB, CLICK RL, et al.
Prospective evaluation of the risk of bacteremia associated with transesophageal echocardiography.
Circulation 1991; 84(1): 177-80.

61   SHYU KG, HWANG JJ, LIN SC, TZOU SS, CHENG JJ, KUAN P, et al.
      Prospective study of blood culture during transesophageal echocardiography.
      Am Heart J 1992; 124(6): 1541-4.

62   NIKUTTA P, MANTEY-STIERS F, BECHT I, HAUSMANN D, MUGGE A,
      BOHM T, et al.
      Risk of bacteremia induced by transesophageal echocardiography: analysis of 100
      consecutive procedures.
      J Am Soc Echocardiogr 1992; 5(2): 168-72.

63   ROUDAUT R, LARTIGUE MC, TEXIER-MAUGEIN J, DALLOCCHIO M.
      Incidence of bacteremia or fever during transesophageal echocardiography: a
      prospective study of 82 patients.
      Eur Heart J 1993; 14(7): 936-40.

64   PONGRATZ G, HENNEKE KH, VON DER GRUN M, KUNKEL B,
      BACHMANN K.
      Risk of endocarditis in transesophageal echocardiography.
      Am Heart J 1993; 125(1): 190-3.

65   GAL RA, GAECKLE TC, GADASALLI S, KUBOTA JM, ROBBINS WG,
      SCHMIDT DH.
      Chemoprophylaxis before transesophageal echocardiography in patients with
      prosthetic or bioprosthetic cardiac valves.
      Am J Cardiol 1993; 72(1): 115-7.

66   MENTEC H, VIGNON P, TERRE S, CHOLLEY B, ROUPIE E, LEGRAND P, et
      al.
      Frequency of bacteremia associated with transesophageal echocardiography in
      intensive care unit patients : a prospective study of 139 patients.
      Crit Care Med 1995; 23(7): 1194-9.

67   LAMICH R, ALONSO C, GUMA JR, RAMIREZ I, GARCIA-MOLL X, MIRELIS B, et al.
      Prospective study of bacteremia during transesophageal echocardiography.
      Am Heart J 1993; 125(5): 1454-5.

68   BAUTISTA-CASASNOVAS A, VARELA-CIVES R, ESTEVEZ MARTINEZ E, JARDON BAHIA JA, BARCA PR, DARGALLO CARBONELL T, et al.
      What is the infection risk of oesophageal dilatations ?
      Eur J Pediatr 1998; 157(11): 901-3.

69   NELSON DB, SANDERSON SJ, AZAR MM.
      Bacteremia with oesophageal dilatation.
      Gastrointest Endosc 1998; 48(6): 563-7.

70   HIROTA WK, WORTMANN GW, MAYDONOVITCH CL, CHANG AS, MIDKIFF RB, WONG RK, et al.
      The effect of oral decontamination with clindamycin palmitate on the incidence of bacteremia after oesophageal dilatation: a prospective trial.
      Gastrointest Endosc 1999; 50(4): 475-9.

71   KULKARNI SG, PARIKH SS, DHAWAN PS, CHACHAD H, JAMBAVALIKAR MB, KOPPIKAR GV, et al.
      High frequency of bacteremia with endoscopic treatment of oesophageal varices in advanced cirrhosis.
      Indian J Gastroenterol 1999; 18(4): 143-5.

72   CHEN WC, HOU MC, LIN HC, YU KW, LEE FY, CHANG FY, et al.
      Bacteremia after endoscopic injection of N-butyl-2-cyanoacrylate for gastric variceal bleeding.
      Gastrointest Endosc 2001; 54(2): 214-8.

73   DA SILVEIRA ROHR MR, SIQUEIRA ES, BRANT CQ, MORAIS M, LIBERA
      ED, CASTRO RR, et al.
      Prospective study of bacteremia rate after elastic band ligation and sclerotherapy of
      oesophageal varices in patients with hepatosplenic schistosomiasis.
      Gastrointest Endosc 1997; 46(4): 321-3.

74   LEROY O.
      Facteurs de risque d'endocardite infectieuse (autres que ceux d'origine cardiaque
      et bucco-dentaire).
      Med Mal Infect 2002 ; 32(11): 635-643.

75   TZUKERT A, LEVINER E, BENOLIEL R, KATZ J.
      Analysis of the AHA recommendations for the prevention of infective
      endocarditis.
      Oral Surg Oral Med Oral Pathol 1986; 62(3): 276-9.

76   THOMAS D.
      Diffusion des recommandations de la conférence de consensus sur la prophylaxie
      de l'endocardite infectieuse.
      Med Mal Infect 2002 ; 32(11): 624-627.

77   WILSON W, TAUBERT KA, GEWITZ M, LOCKHART PB, BADDOUR LM,
      LEVISON M, et al.
      Prevention of infective endocarditis : guidelines from the *American Heart
      Association*.
      Circulation 2007 ; 116(15): 1736-54.

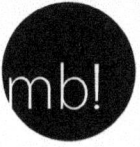

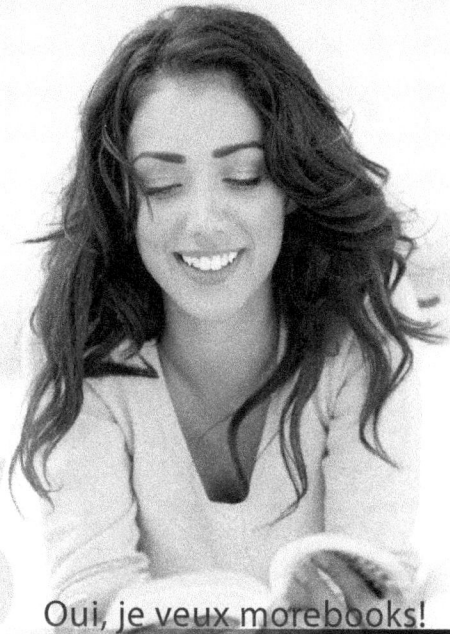